n

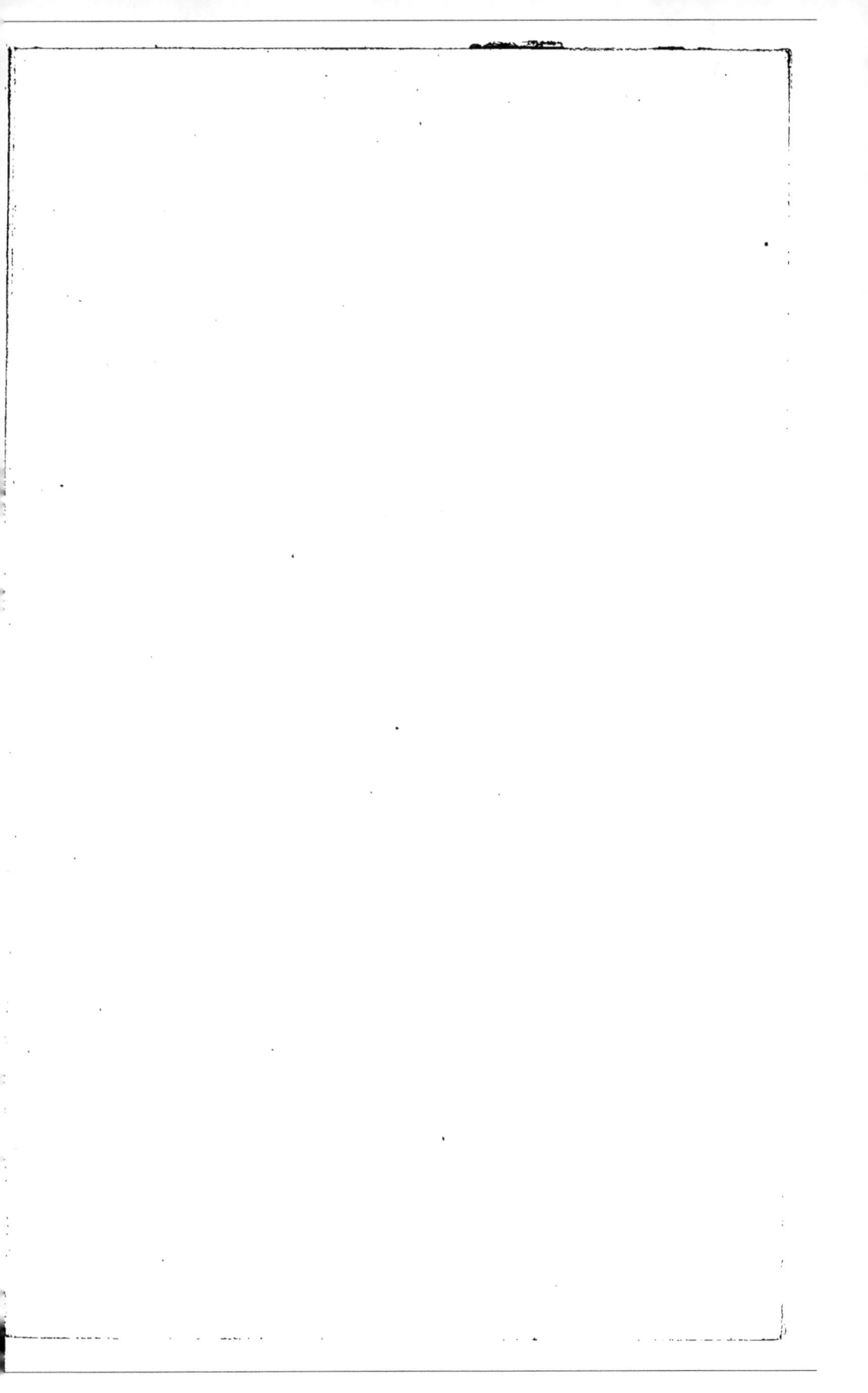

QUELQUES MOTS

DE RÉPONSE

A UN OUVRAGE DE M. BROUSSAIS, AYANT POUR
TITRE : EXAMEN DE LA DOCTRINE MÉDICALE
GÉNÉRALEMENT ADOPTÉE ;

Par J. F. CAFFIN, médecin de la Faculté de Paris.

Je ne sais si c'est faire preuve de goût et de connaissance,
que d'allier ensemble des choses disparates, ou d'aller chercher l'explication d'un ensemble de phénomènes dans une
foule de théories toutes différentes les unes des autres, et
qui se repoussent mutuellement.

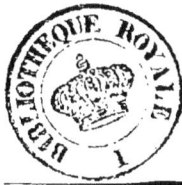

A PARIS,

Chez GABON, Libraire, rue de l'Ecole de Médecine.

1818.

Traité Analytique des Fièvres essentielles, contenant la théorie et la pratique générales et particulières de ces maladies ; ouvrage présenté à la Société de Médecine de Paris, et accueilli par cette Société ; par J. F. CAFFIN, docteur-médecin de la Faculté de Paris, membre de plusieurs Sociétés Savantes. 2 vol. in-8.° Paris, chez ALLUT, rue de l'Ecole de Médecine, N.° 6.

QUELQUES MOTS
DE RÉPONSE

A UN OUVRAGE DE M. BROUSSAIS, AYANT POUR
TITRE :

*Examen de la Doctrine médicale généralement
adoptée.*

~~~~~~~

Lorsqu'en 1811, l'auteur du Traité analytique des
Fièvres essentielles, mit au jour son ouvrage, il était
extrêmement inquiet du sort qu'auraient des idées
aussi nouvelles que celles qui le composent. A cette
époque, la médecine, partagée entre une infinité d'o-
pinions, restait flottante au milieu de la lutte qu'elles
se livraient. Quelques vieux médecins, qui avaient en-
tendu professer Boërhaave dans le cours de leurs
études, laissaient encore diriger leur pratique par cet
homme qui avait été éminemment célèbre. Un plus
grand nombre, penchant davantage pour l'historien du
nervisme, qui reproduisait Hoffmann dans son Traité
de Médecine, s'abandonnait à Cullen. Mais deux
opinions paraissaient alors planer sur les autres, et
maîtriser les esprits. L'une était celle de l'excitabilité,
dont était auteur Brown ; et l'autre, celle de l'autocratie, qui survivait encore dans l'ouvrage de M. Pinel (1).

_____

(1) Je ne sais sur quels fondemens on s'est appuyé pour
annoncer que M. Pinel était browniste. Sa vraie croyance

C'est au milieu de cette incertitude des esprits, que l'auteur osa faire paraître un Traité des Fièvres. Il eût été difficile de dire sur quelle opinion il eût dû fonder son ouvrage, pour plaire à tout le monde. L'auteur avait étudié la nature, et il n'était ni boërhaaviste, ni galéniste, ni browniste. La théorie de l'autocratie lui paraissait également si dénuée de fondement, qu'il ne pouvait se résoudre à l'embrasser. Néanmoins il en fallait une, mais elle devait être déduite des faits. A-t-il enfin surpris son secret et dévoilé ses mystères ? Il a énoncé dans divers chapitres de son ouvrage, ainsi que dans des notes placées à la fin, ce qu'il a cru découvrir dans chacune des circonstances générales des maladies.

Il a eu la satisfaction de s'apercevoir que ce qu'il avait écrit n'était pas indigne de servir de sujet à la méditation des plus célèbres médecins, et que plusieurs d'entr'eux avaient reproduit ses principales opinions dans leurs ouvrages.

Les auteurs de l'article *Fièvre*, inséré dans le Dictionnaire des Sciences Médicales, admettent, avec l'auteur du Traité des Fièvres, qu'il n'existe point de fièvre putride ou adynamique essentielle, et la rapportent, ainsi que lui, à un état ou à une modification des propriétés vitales lésées dans la maladie. Quoiqu'on leur ait imputé cette opinion, dont ils ne faisaient point connaître la source, ils ont trop de loyauté

---

est l'autocratisme, dont on retrouve des traces dans tous ses ouvrages, et auquel doit être attribué le système d'expectation qu'on lui a reproché. S'il a quelquefois fait usage d'explications de Brown, ce n'est que d'une manière incidente, et comme le fait M. Broussais lui-même, qui cependant ne croit pas être browniste.

(3)

pour soutenir qu'elle leur appartient. Riches de leur propre fond, ils n'ont point besoin de celui des autres ; et en inscrivant le Traité analytique des Fièvres essentielles dans la liste des ouvrages qui ont traité de ces maladies, ils annonçaient assez où ils avaient puisé. Aussi n'ont-ils accompagné cette idée d'aucun des développemens qui se trouvent dans le livre où il en est fait pour la première fois mention.

Avant l'apparition du Traité des Fièvres, tous les auteurs qui avaient parlé des coups de sang, n'y avaient compris que l'apoplexie proprement dite, ou coup de sang du cerveau. J'avais cru au contraire devoir lui en rattacher plusieurs autres, qui ont quelquefois lieu dans différentes parties du corps, telles que l'apoplexie rachidienne, celle du poumon, celle de la peau, et j'avais fait sentir, en ajoutant des etc., qu'il y en avait beaucoup d'autres. L'auteur de l'article *Apoplexie*, du Dictionnaire des Sciences médicales, ayant, dans la rédaction de son travail, suivi les anciens erremens, et étant, par conséquent, resté incomplet, M. Renauldin reprit ce sujet dans un article subséquent ; et pour ne pas ressembler à son prédécesseur, traita de plusieurs autres coups de sang, le tout sans me citer. Mais ici M. Renauldin, manquant lui-même d'haleine, reste en chemin, soit dans ce qui est relatif à la théorie générale de la maladie, soit dans l'énumération des espèces. On peut voir avec quelle supériorité de talens M. Bricheteau a pourvu à la première partie, dans un mémoire inséré dans le premier volume du Journal complémentaire. La seconde eût eu également besoin d'un semblable historien. M. Renauldin, qui essaie d'en traiter, omet de parler d'une foule de maladies qui s'y rapportent, telles que l'apoplexie ra-

1..

chidienne ou asphyxie spinale, constatée par des exemples si remarquables ; le coup de sang à la langue, ou turgescence sanguine de cet organe (voir Bulletin des Sciences méd. , juillet 1810); ceux au pharynx, aux gencives, à la conjonctive, dont j'ai vu plusieurs cas ; enfin, les coups de sang à la vessie, à l'utérus, à l'estomac, au rectum, autrement appelés *hémorrhoïdes*, et tant d'autres tout aussi remarquables, dont on trouve des exemples dans les ouvrages de médecine, quand on sait bien y chercher.

Qu'on ne s'étonne point de trouver ici les hémorrhoïdes. Si quelquefois elles sont fluentes en hémorrhagies extérieures, bien souvent aussi elles affectent tous les caractères de l'apoplexie dans les marisques ; ce qui démontre évidemment le caractère unique de toutes ces maladies, qui consistent dans une fluxion ou congestion avec ou sans flux extérieur, ou rupture intérieure. M. de Montègre a bien su, dans l'article *hémorrhoïdes*, saisir ce fait principal qui rapproche les hémorrhagies des coups de sang. C'est ce même caractère qu'a rendu évident, par l'autopsie, M. Bricheteau, dans son excellent Mémoire sur l'apoplexie. Tous ces faits confirment parfaitement la théorie que j'en avais donnée dans le Traité des Fièvres, et que j'ai fait consister dans la congestion accompagnée ou non d'hémorrhagie par exhalation ou rupture. (Voir tome 1.er, page 202 ; et tome 2, page 195 et suiv.)

Dans la troisième et la quatrième éditions de sa Nosographie, M. Pinel commençait la description des fièvres par la période qu'on appelle *état fébrile*, et les faisait voir aussitôt accompagnées de pyrexie. J'avais cru au contraire, en conséquence de l'opinion que je m'étais faite de leur circonscription locale, en faire re-

monter la description à leur principe souvent apy-
rexique. Dans la cinquième édition de sa Nosographie,
tome 1.er, page 322, M. Pinel leur ajoute une période nouvelle sous le nom d'*état*, mais sans dire ce qui
l'avait déterminé à cette démarche.

Je pourrais encore ajouter ici des considérations sur
la manière dont ont été traitées les hydropisies, depuis
mon ouvrage, et sur-tout sur le rapprochement qu'on
a fait des hydropisies actives et des hydropisies pas-
sives ; mais mon intention n'est point de faire le détail
de tous les cas où le Traité des fièvres a pu suggérer des
idées. L'approbation qu'un grand nombre d'auteurs
ont donnée à cet ouvrage, en reproduisant dans les
leurs plusieurs des opinions qui y sont consignées ,
m'est assurément fort honorable ; mais je ne puis leur
savoir le même gré d'avoir passé sous silence le nom du
livre auquel ils avaient fait ces emprunts. Il n'est aucun
d'eux qui ne soit riche par lui-même, et qui ne se soit
fait connaître par des ouvrages de mérite. Leurs titres
à la gloire sont connus, et leur couronne ne se com-
pose d'aucun laurier étranger. Si des noms moins célèbres s'inscrivaient comme auteurs de semblables procédés, je fouillerais dans le fond de leur ame pour y rechercher le motif qui les aurait déterminés. Mais quel
autre qu'un oubli, impardonnable, il est vrai, et chez
quelques-uns d'eux, peut-être aussi, la terreur impri-
mée par le despotisme médical, peut-on soupçonner
chez des personnes auxquelles toute gloire étrangère
est inutile, et qui, brillant de leur propre lumière ,
n'ont rien à envier aux autres ?

Ces procédés se multiplient néanmoins, et l'on ne
craint plus, après avoir impudemment versé le ridicule sur un ouvrage, parce qu'il est opposé à l'opinion

générale, de le lacérer et d'en revêtir les lambeaux.
On peut voir la manière dont un anonyme, rendant
compte du Traité des Fièvres, dans le Journal de
M. Corvisart, tome 23, fait découvrir, par la légèreté
qu'il y met, ses singulières saillies et ses fausses impu-
tations, le peu d'importance qu'il y apporte, en même
temps que son esprit de satire. Ce n'est pas ainsi qu'en
a agi M. Adelon, dans un extrait très-étendu inséré
dans la Bibliothèque Médicale, tomes 38 et 40, où il
n'a pas craint de se nommer. Le premier auteur s'était
caché sous le manteau de l'anonyme, pour répandre le
fiel : semblable à celui qui se met dans l'ombre pour
frapper plus sûrement son adversaire, il porte des
coups et ne craint rien. Quand on veut donner des
louanges à quelqu'un ou lui rendre un service, il est
permis de ne pas faire connaître la main généreuse
qui verse le bienfait, mais y a-t-il de la loyauté de
s'envelopper du mystère, lorsqu'on veut attaquer ?
Quelle défense laisse-t-on à son adversaire ? Frappé
par une main invisible, il succombe inopinément au
coup féroce qui l'opprime. J'aime bien mieux, comme
l'a fait une personne pleine de franchise et digne, à
tous égards, de mon estime, que l'on me dise : « Cette
» observation semblerait nous ramener aux vues d'abord
» jugées systématiques, et peut être même bizarres de
» M. Caffin (1). » Au moins cet auteur soulève à mes
yeux le voile qui cache la trame obscure qui tendait à
faire périr et mon ouvrage et celui des Phlegmasies
chroniques..

_____

(1) Au mot *Idiopathique*, du Dict. des Sciences Méd.,
par M. Nacquart.

Je finirai ce que j'ai à dire sur les auteurs, par quelques réflexions sur un ouvrage récent de M. Broussais, ayant pour titre : *Examen de la Doctrine médicale généralement adoptée*, rempli de discussions, et obscurci par un grand nombre d'erreurs préjudiciables.

Dans un endroit, situé vers la fin, p. 454, l'auteur prétend qu'avant lui, les mots *fièvres essentielles* n'avaient point eu d'interprétation. Pour le démontrer, il a soin, comme à sa coutume, d'aller en chercher la définition, non dans les auteurs où il pourrait la trouver, mais dans ceux où elle n'est pas, afin de se donner plus de facilité pour prouver ce qu'il avance.

Comment M. Broussais pourra-t-il faire croire ce qu'il dit ? oublie-t-il celle que je lui ai donnée ? Ne sait-il pas qu'avant lui j'avais rapporté la fièvre à une affection locale ; que cette affection consistait dans un orgasme, une excitation, une augmentation d'action des vaisseaux secréteurs (chap. III) ; qu'elle se manifestait dans le lieu de son siége, par la douleur, la tension, la rougeur, la chaleur et la secrétion (chap. III et IV) ; que cette affection était locale, quand tous ses phénomènes étaient circonscrits dans un petit espace, d'où elle envoyait souvent dans les organes éloignés, des irradiations qu'on nommait *sympathies ;* que quand ces irradiations étaient générales et comprenaient la circulation, elles constituaient alors ce qu'on appelait *pyrexie* (chap. III et IV.)

Est-ce bien lui qui a le premier émis ces idées ? Si cela est, je le prie alors de me dire quel est celui de ses ouvrages qui en est dépositaire, j'irai m'y instruire. Serait-ce par hasard dans ses Recherches sur la Fièvre hectique, où il est dit que : « cette maladie consiste

» dans un mouvement fébrile, lent et continu, mais
» dont la durée est longue, et ne saurait être détermi-
» née, et est accompagnée d'une perte de forces tou-
» jours croissante et d'émaciation (p. 77); où l'on
» attribue pour signes pathognomoniques (p. 79) et
» caractéristiques de la fièvre hectique, une fièvre
» continue, lente, d'une durée longue et indétermi-
» née, avec consomption des forces et émaciation
» (p. 80); » caractères, a-t-on bien le soin d'ajouter
ensuite, « fondamentaux, invariables, tellement *pro-*
» *pres* à la fièvre hectique, qu'il ne s'en trouve pas une
» autre qui les réunisse ? Est-ce dans cet ouvrage, où
» l'on prétend que la fièvre hectique est *essentielle*,
» qu'elle doit trouver place dans un *cadre* nosolo-
» gique ; que c'est une fièvre, et qu'elle doit entrer
» dans cette classe ; qu'elle forme un *genre* (p. 112);
» qu'il est avantageux qu'elle soit considérée *pour*
» *elle-même et isolée de toute maladie* (p. 111); où
» l'on dit encore que s'il peut résulter une fièvre *sui*
» *generis, indépendante* d'aucune maladie, on la dé-
» signera par le titre de fièvre essentielle (p. 110);
» où l'on ajoute enfin que dans les hectiques morales
» *aucun système n'est lésé* d'une manière perma-
» nente ; qu'on ne voit que la fièvre au premier abord ;
» que dans tous nos examens, l'attention doit autant
» porter *sur le moral* que sur le physique (p. 106)? »

On aura sans doute de la peine à s'imaginer qu'a-
près avoir fait consister le caractère de la fièvre hectique, dans des mouvemens organiques généraux, tels
que la fièvre et l'émaciation, on vienne ensuite parler
d'hectiques qui siègent dans le moral. Mais on peut
consulter l'ouvrage même, et y voir le détail des symptômes de ces dernières, qui sont : un air triste, morose,

l'affectation de fuir la société, etc. (p. 102.) Voilà ce que M. Broussais appelle néanmoins une hectique, c'est-à-dire, un mouvement fébrile, lent et continu, etc.

Est-ce dans cet ouvrage, où il est dit encore que « il est prouvé que des altérations *non maladies* et des » altérations *maladies* produisent une fièvre tout-à- » fait semblable, qui est la fièvre hectique ; » d'où l'on tire cette belle conséquence : « Donc la fièvre hec- » tique est maladie *essentielle* et maladie *symptô-* » *matique :* c'est comme si l'on disait : donc la fièvre » hectique *est maladie essentielle, et n'est pas ma-* » *ladie essentielle, ou vice versâ* ; » or, ajoute notre auteur, cela est *absurde* (p. 111); *et lux facta est.* Oh ! pour le coup, je l'en crois, je n'en puis plus, on n'en avait jamais tant dit, je m'arrête ici, je conclus qu'il a raison, et que jamais le médecin de Molière ne fit d'aussi beaux argumens pour prouver que la fille de Géronte était malade.

Voilà donc la belle démonstration par laquelle M. Broussais prouve qu'avant lui les mots *fièvre essen-* *tielle* n'avaient point eu d'interprétation. Il faut avouer qu'elle est lumineuse, et sur-tout bien argumentée. Mais M. Broussais aurait-il corrigé ses idées dans son ouvrage sur les Phlegmasies chroniques ? En vain j'y cherche une définition de la fièvre, qui, au reste, était inutile après celle qu'il avait donnée précédem- ment ; et, en conséquence, il ne nous entretient que de l'hectique de douleur et de l'hectique de résorption, dont nous discuterons plus bas les caractères.

Enfin, depuis l'impression de ces deux Traités, M. Broussais a peut-être changé d'opinion. Oui, il en donne la preuve dans son examen de la Doctrine médicale. Qui est-ce donc qui aurait déterminé en lui cette conversion si subite? Il n'en dit rien, mais nous allons le dire pour lui.

En lisant ce dernier ouvrage, bien des choses nous ont frappé : ce sont, 1.º une critique d'auteurs dont on rétorque les opinions, en les mutilant et les accommodant, selon la manière la plus aisée de les combattre ; 2.º une théorie des maladies qu'on donne partout comme nouvelle, et dont on se dit l'auteur ; 3.º un plagiat outré et sans bornes ; 4.º des explications erronnées et toujours contradictoires, accompagnées de ce que l'on appelle de la physiologie pathologique ; 5.º un système médical composé de pièces et de lambeaux, et combiné d'autocratisme, de brownisme, de nervisme, de boërhaavisme, d'humorisme, de l'opinion des mécaniciens, à quoi on fait tout son possible de joindre encore le vitalisme, car on parle souvent de propriétés vitales ; 6.º enfin, un traitement qui est loin d'être toujours en rapport avec les maladies, ni même avec les explications physiologiques qu'on en donne.

Je ne chercherai point à prouver ici tous ces points ; l'espace et le lieu ne me le permettraient pas, et je me contenterai, pour le moment, d'un petit nombre de réflexions. Commençons par démontrer le plagiat ; chemin faisant, nous ferons quelques autres remarques d'une autre nature.

M. Pinel ayant avancé que la fièvre est *un être abstrait qui ne pouvait ni ne devait être défini*, j'avais combattu cette idée dans mon Traité des Fièvres, et fortement insisté au contraire sur la nécessité de le faire, parce que la définition devant renfermer l'énumération des principaux caractères de cette maladie, elle prouvait seule qu'on connaissait ce qu'elle était. M. Broussais me copiant en cela (p. 42) , répète ce que j'avais dit.

La fièvre était regardée par moi comme une maladie absolument locale. Je l'ai dit et répété dans une infinité d'endroits. Je me suis attaché à le démontrer par tous les moyens qui étaient en mon pouvoir ; j'en ai même fait l'objet principal de mon Traité des Fièvres ; j'ai cherché à développer cette idée , en montrant d'abord l'affection comme locale , ensuite comme donnant lieu à des irradations générales (chap. III.) Poussant même encore plus loin cette réflexion, j'ai été jusqu'à déterminer le caractère de l'affection dans son siège local , que j'ai fait consister dans un orgasme, *une excitation , une augmentation* d'action des vaisseaux secréteurs (chap. III) ; enfin je lui ai attribué pour symptômes immédiats , la douleur, la tension, la rougeur , la chaleur, et l'augmentation de secrétion. Il était impossible de porter plus loin la théorie de cette maladie. Eh bien! voilà qu'actuellement tout mon temps est perdu ; que tout ce que j'ai dit sur ce sujet devient inutile , parce que M. Broussais l'ayant répété malheureusement pour moi, ce que j'ai avancé auparavant lui d'une manière pourtant bien explicite, ne signifie plus rien dans ma bouche.

Mais continuons : peut-être n'aura-t-il pas la barbarie de m'enlever tout mon travail , et il voudra bien m'en laisser quelque chose. J'aurai peut-être le mérite d'avoir reconnu un caractère sympathique à la pyrexie ou fièvre des auteurs ? En déterminant le siége local des fièvres, dans les chapitres III et IV , j'avais bien eu l'intention d'énoncer cette proposition. Non , je m'abuse ; c'est M. Broussais à qui appartient encore,

cette importante découverte. Quel génie! quel flam-
beau pour la médecine! ce que l'on dit avant lui est
puéril; il a tout vu avant qui que ce soit. Quoi de
plus évident? Ouvrez son Examen, et vous en aurez la
preuve. N'y dit-il pas que tous les auteurs se sont trom-
pés à ce sujet; que l'état fébrile n'est dans la réalité,
qu'un phénomène sympathique (p. 183)? C'est peut-
être ce qu'il avait voulu dire aussi dans les passages que
nous avons extraits ci-dessus, de ses Recherches sur la
fièvre hectique; et c'est enfin ce que nous verrons
bien plus clairement encore, quand nous serons arrivés
à la discussion des fièvres hectiques de douleur et de
résorption dont il est question dans son Traité des
Phlegmasies chroniques.

Dans un endroit de mon ouvrage, j'avais considéré la
fièvre putride ou adynamique comme un état ou modification des propriétés vitales lésées dans la maladie.
J'avais même opposé son caractère à celui d'irritation
que l'on attribuait généralement aux autres fièvres, et
j'en avais déduit la conséquence qu'elle ne pouvait
pas en faire partie. J'avais également avancé que cet
état se retrouvait dans les fièvres, les hémorrhagies,
les phlegmasies, et en général tous les flux (chap. III,
p. 257.) M. Broussais trouve commode de se servir
contre les nosologistes, des mêmes propositions, pour
prouver qu'ils ont eu tort d'admettre la fièvre adynamique (Examen, p. 186); de leur exposer que cette
fièvre actuellement dénommée d'après moi, *état
adynamique*, n'était point *sui generis*, et qu'elle se
joignait souvent aux phlegmasies (Examen, p. 164.)
Mais ici je surprends le fauteur sur le fait. Où avez-vous
pris ce mot, M. Broussais? Personne avant moi n'a-
vait ainsi caractérisé cette circonstance des maladies.

Seul ici de mon avis, je suis opposé à tous les auteurs.
Vos expressions se sentent de la théorie des ouvrages
où vous avez puisé. La contagion a fait effet sur vous,
et vous vous êtes laissé séduire ; croyez-moi, ne lisez
que de bons ouvrages, et fermez le mien ; il ne vaut
rien du tout, on l'a dit : et qui, plus est, il est inintel-
ligible et rempli d'idées bizarres. Mais heureusement
vous ne le croyez pas ; vous en donnez des preuves
fort convaincantes, et c'est à moi que vous voulez vous
attacher fidèlement. Nous verrons plus bas si vous avez
bien profité de mes leçons.

Dans le chapitre intitulé : *Du cours des Fièvres*,
j'avais fait tout mon possible pour faire entrevoir
les inconvéniens nombreux qui résultaient de la sépa-
ration opérée par les nosologistes, entre les maladies
chroniques et leurs congénères dont le cours est aigu.
J'avais cherché à rattacher les unes aux autres, démon-
tré leurs analogies, et malgré l'opinion de M. Brous-
lais lui-même, assez explicitement manifestée dans ses
précédens ouvrages, j'avais réuni les fièvres hectiques
aux aiguës, et fait sentir la nécessité d'en faire autant
pour toutes les maladies ; enfin, pour prouver plus po-
sitivement encore cette opinion, j'avais dans la pratique
particulière des fièvres, fondu ces deux circonstances
en une seule et même description. Si je me le rappelle
même bien encore, je m'étais permis à l'occasion du
sujet actuel, de critiquer fortement les opinions de
M. Broussais, et sur-tout son Traité des Fièvres chroniques, pour avoir séparé ces maladies de leurs congénères, qui sont aiguës. Actuellement ce n'est pas moi
qui ai dit ces choses ; M. Broussais, en les répétant,
m'enlève tout le mérite de la nouveauté.

M. Broussais m'attaque, en maint endroit, sans me

nommer ; ce dont il se donne bien de garde , dans la personne des vitalistes , qu'il assimile aux brownistes , sur le mot orgasme , et dans plusieurs autres rencontres. Il aurait bien voulu en faire autant de mon ouvrage que de celui de MM. Hernandez et Pinel. Mais le coup eût été trop maladroit ; il l'a senti , et il n'a fait que de le critiquer d'une manière générale , sans l'indiquer. Qu'il connaît bien peu les vitalistes , en général doux et modestes dans leur caractère et leur théorie , pour les assimiler à la troupe excitable , et en même temps irritable , des browniens et autres médecins qui lui ont succédé ! Quant au mot orgasme , je le demande à tout le monde , ne vaut-il pas bien autant , et même mieux , que celui d'inflammation , par lequel il désigne toutes les affections des organes ; et ceux bien plus beaux encore de vaisseaux et de mouvemens centripètes et centrifuges , d'aberration du principe conservateur , de vaisseaux vibrans , de refoulement d'action , de déplacement des humeurs par erreur de lieu , d'organes influens et non influens , sensibles et non sensibles , d'action sédative du froid ; qui cependant est tonique , et d'une foule d'autres belles opinions qu'on aurait peine à retrouver dans Hoffmann, Stahl, Brown , Cullen , Boërhaave , et autres anciens médecins ? Mais il ne fait pas attention , ou plutôt il ne veut pas dire que j'ai souvent aussi prononcé les mots excitation , augmentation d'action , concentration d'action , et même irritation. Cela doit le tranquilliser , car il tient beaucoup aux mots , joue sans cesse sur eux quand il fait la guerre à un auteur , en fait son principal objet d'attaque , sans s'occuper de la signification que ce dernier donne à un nom mauvais en lui-même , mais que lui présente la

science , et qu'elle a défini avant qu'il s'en servît pour
son malheur. Cependant ce mot *irritation*, s'il veut
bien me permettre de le lui observer, n'est pas de son
invention. Il existait avant lui, avait été appliqué à
tous les cas auxquels il le fait lui-même , comme il est
facile de le lui prouver. Ce mot enfin , destiné à dési-
gner un état moral avant Vanhelmont , est métaphorique lorsqu'on l'applique aux maladies ; et n'avait jamais , jusqu'à cet auteur, appartenu à la pathologie. Si ,
à l'exemple de M. Broussais , on aimait à jouer sur les
mots , qu'on juge ici dans combien d'absurdités et de
singuliers raisonnemens on pourrait le faire tomber ,
en affectant aux maladies des organes toutes les idées
que celui dont il est question rappelle de l'état moral !

  J'avais reproché à M. Pinel quelques explications
browniennes ; mais avec tout le respect dont j'étais pénétré pour mon maître ; voyez comme M. Broussais est
heureux d'avoir pu l'attaquer par ce côté. Ce qu'il y a
de plus remarquable ici , c'est qu'il se trompe le plus
souvent sur le véritable sujet , comme nous le lui dé-
montrerons ailleurs.

  On a pu, dans tout le cours de mon ouvrage , s'apercevoir combien je revenais souvent aux connaissances
de physiologie et d'anatomie , pour expliquer les maladies ; par-tout je me suis attaché à les allier. Je fais
sentir à chaque instant la nécessité de déterminer le
siége des maladies , et de se rappeler les propriétés vitales des organes affectés , pour se faire une idée juste
de la nature des premières ; c'est sur cette distinction
que je fonde celle des divisions à opérer, dans la noso-
logie. J'annonce ailleurs que les agens de la santé et
les causes des maladies sont souvent les mêmes , et
le principe vital identique dans l'un et l'autre cas ; à

tout cela encore, je joins des réflexions analogues relativement à la thérapeutique ; et ces énoncés divers servent à remplir toutes les pages de l'ouvrage de M. Broussais ; quand elles ne sont pas occupées par des discussions vaines ou des explications erronnées, propres à l'auteur, et que je fais foi de ne point m'appartenir.

Je n'en finirais point, si je devais reproduire ici tous les cas où cet auteur m'a fait l'honneur de me copier ; il faut terminer cet examen, et je vais le faire par une dernière remarque.

Tous ceux qui ont lu mon Traité des Fièvres, y ont vu combien je combattais les entités pathologiques et les fausses abstractions. Dans la note (g) j'y exprime clairement que les dénominations des maladies, loin de rappeler des affections, ne portent que sur des effets, et je cite à cette occasion les mots *fièvre*, *inflammation*, *catarrhe*, *paralysie*, etc. En vérité, il semble que M. Broussais ait pris à tâche de me commenter par-tout. Il se plaint de ce que les pathologistes sont remplis d'abstractions ; que leurs maladies sont des êtres imaginaires, des sylphes, des génies, des entités. Il dit que les mots *fièvre*, *vomissement*, *colique*, et la plupart des dénominations imposées aux maladies, n'expriment que des effets et non des affections. (Examen, p. 332.) Il le répète par-tout ; il s'en sert pour rétorquer une infinité d'argumens, et toujours sans dire où il a puisé cette idée, ni sans penser à la valeur métaphorique de son mot *irritation*, auquel il attache tant d'importance. Il veut se donner les airs d'un génie, et paraître ne rien devoir à personne, malgré qu'il emprunte des autres tout ce qu'il dit : il commande en maître les réformations, et donne à

chaque instant des explications erronnées et contradictoires; il adresse des reproches à tous les auteurs,
et tombe dans les défauts que lui-même il gourmande.
Qui plus que lui a fait des abstractions ? qui a formé
plus d'entités pathologiques ? Quel ouvrage en con-
tient davantage que son Traité des Fièvres hectiques ,
où il regarde la fièvre comme *essentielle* , et les fièvres
hectiques comme *distinctes* des aiguës. Parlerons-nous
de son Traité des Phlegmasies, qui d'ailleurs offrant
d'excellens détails , commence par des abstractions
singulières , inouies , et des explications évidemment
fausses ? Qu'est-ce en effet qu'une hectique *par douleur* et une hectique *par résorption ?* Ne sait-on pas
qu'une infinité de phlegmasies accompagnées *de fièvre
hectique , d'une durée lente , indéterminée , avec
émaciation et consomption* , ont resté latentes pendant toute la vie , et sans manifester la plus légère
douleur? C'est ce qui démontre toute la fausseté de ses
explications sur la sympathie (1).

Si l'on me demandait quelle est l'opinion médicale
de M. Broussais , je n'oserais répondre s'il en a une
qui lui soit propre; mais j'affirmerais bien qu'il en pro-
fesse toutes espèces , malgré qu'il le reproche aux
autres (Examen, p. 415 , et ailleurs) (2); et j'ajou-

---

(1) Dans un ouvrage destiné à faire connaître la physique générale de l'homme , nous ferons voir à quoi tient
ce phénomène de corrélation et de sympathie , un des
principaux de l'économie animale, fort bien aperçu dans
ses effets , mais très-mal expliqué dans ses causes et son
mécanisme.

(2) On n'a jamais de peine à combattre M. Broussais. Quand il pousse quelque critique , ou donne une

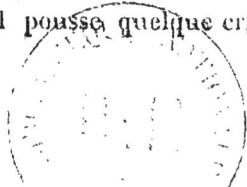

terais , en toute certitude, qu'il est humoriste. Aussi
dit-il quelque part (Examen , p. 286), en donnant
un coup de griffe aux vitalistes et aux browniens ;
« que quoi qu'en puissent dire les vitalistes exclu-
» sifs (1) et les browniens, il est des cas où les maladies
» peuvent commencer par les fluides. » Je ne nie point
cela, j'avoue qu'il en est en effet où des fluides étran-
gers jouent un rôle primitif, et c'est à eux que j'ai
rapporté , dans mon Traité des Fièvres, chap. I.er , les
pyrexies générales et essentielles. Mais je ne crois pas
que l'on puisse en dire souvent autant des humeurs du
corps humain résorbées. Si tout ce que j'ai avancé sur
ce sujet dans mon Traité des Fièvres , ne suffisait pas
pour convaincre M. Broussais , je le renverrais à cette
belle expérience vitale et chimique , si décisive , de
M. Dupuytren, dans laquelle ce célèbre chirurgien
infusa dans le sang circulant, de la bile qu'il fut impossible de retrouver ensuite. Sur quoi est donc ap-
puyée la théorie de l'humorisme ? Si les faits lui

explication quelconque tirée de son propre fond , il
offre toujours lui-même , au bout de quelques pages , la ré-
futation de ce qu'il avance , donnée par lui-même. La
théorie des fièvres par résorption en est un exemple frap-
pant. Dans cette circonstance , il est pleinement humoriste; et pages 415 et 416 de l'Examen , il se plaint que les
auteurs n'aient pas secoué le joug de l'humorisme. On va
voir comment cette dernière réflexion va à son tour cadrer
avec ce qui suit.

(1) Qui ne se reconnaîtrait ici ? me voilà vitaliste exclu-
sif. Lorsque je donnerai l'Examen général que j'ai annoncé,
M. Broussais démontrera à M. Broussais lui-même son erreur et ses contradictions.

manquent , ce n'est plus qu'une théorie imaginaire.
Mais M. Broussais obtiendra-t-il davantage que n'a
pu le faire l'illustre chimiste qui analysa le sang infusé
par M. Dupuytren ? Il faudrait alors crier au miracle ;
et ce miracle , c'est M. Broussais qui l'aurait opéré !
Que veut-il donc nous faire entendre par ses hectiques
de résorption ? et qu'aurait-il à répondre si on lui ob-
jectait que ces hectiques sont seulement sympathi-
ques aussi bien que toutes les autres , sans mélange, au
moins nuisible , de pus ?

Nous avons suffisamment , je pense , et peut-être
même un peu trop longuement , mis à découvert le
plagiat, ce qui ne regarde que mon amour-propre ; il
plaira sans doute davantage d'avoir la preuve de ce
que j'ai avancé ci-dessus, quand j'ai dit que les explications des maladies données par M. Broussais , dans
son Examen , étaient erronées et contradictoires.

Dans l'intention d'être courts et de ne pas faire ici
un volume, nous ne nous attacherons qu'à la discussion d'un petit nombre de cas choisis parmi la foule des
autres , comme se rattachant à des maladies nombreu-
ses et importantes.

M. Broussais , p. 259 de son Examen , dit : « Re-
» venons à la pléthore sanguine ; elle est l'effet d'une
» sanguification trop énergique qui surcharge le sys-
» tême sanguin de matériaux superflus dont la pré-
» sence importune sollicite le principe conservateur
» de la vie à en opérer l'élimination , de là les mens-
» trues des femmes et les *hémorrhagies*. » Ailleurs
(p. 246) , cet auteur avait reproduit cette opinion , en
disant « que les hémorrhagies consistent, 1.o dans une
» hématose considérable ; 2.o en une mobilité remar-
» quable du système sanguin ; 3.o en une disposition

» des exhalans à s'ouvrir et à livrer passage au sang. »
Voilà justement l'*hyatus* contre lequel on venait de
s'élever un instant auparavant.

Oh mon Dieu ! ouvrez-moi, je vous prie, assez l'esprit, pour comprendre tout ce galimathias. Mais je sens
que cela ne se peut, et qu'il faudrait faire à mon cerveau un trop grand *hyatus*, qui me ferait mourir. Au
moins, donnez-moi le courage nécessaire pour dévorer
toutes ces rapsodies.

Répétons ce que dit M. Broussais, afin de voir si
nous le comprenons bien. L'hémorrhagie consiste dans
une pléthore, ou plutôt dans une sanguification trop
énergique qui surcharge le système sanguin de matériaux superflus dont la présence sollicite le principe
conservateur de la vie (*autocratisme*) à en opérer l'é-
limination, par un *hyatus* des exhalans (*explication
mécanique.*)

Est-il bien vrai d'abord que l'hémorrhagie soit l'effet d'une sanguification trop énergique ? Laissons parler M. Broussais, il va se répondre à lui-même. « N'ob-
« serve-t-on pas, dit-il pag. 247, une foule de sujets
» vigoureux qui supportent long-temps la pléthore la
» plus considérable, sans essuyer d'hémorrhagies co-
» pieuses ? et plusieurs femmes robustes (j'ajouterai
» pléthoriques), qui ont des règles à peine marquées,
» pendant que d'autres plus délicates (je dirai aussi
» moins pléthoriques), on t des menstrues extrême-
» ment abondantes, et cela sans que la santé des
» unes et des autres paraisse en souffrir ? » Ainsi donc
il confesse lui-même qu'il a tort. Passons-lui cette con-
tradiction en faveur de l'aveu qu'il en fait.

Lorsque vous arrêtez une hémorrhagie par des re-
mèdes locaux et astringens, que deviennent cette

sanguification que l'on ne médicamente point ; et la pléthore qui la suit nécessairement? L'une et l'autre continuant à avoir lieu, elles devraient finir par remplir complètement l'économie de sang.

Quand une personne a perdu pendant long-temps un sang abondant, et que celui-ci ne cesse pas de couler, malgré une faiblesse excessive qui annonce le défaut plutôt que la surabondance du sang, peut-on dire que l'hémorrhagie continue par l'effet d'une trop grande sanguification? Cette réflexion, on peut aussi l'adapter aux hémorrhagies qui ont lieu chez toutes les personnes naturellement faibles et pâles, et chez qui cette couleur est l'effet évident de la petite quantité de fluide colorant.

Il arrive souvent de voir un état pléthorique se dissiper après quelques gouttes de sang versées par un endroit ou par un autre. On le voit encore cesser après un coup de sang qui a fait répandre un peu de ce fluide dans un lieu très-circonscrit : dira-t-on que l'évacuation est en rapport avec la pléthore ?

Attribuer l'hémorrhagie à la sanguification, c'est en reporter le principe et le siége dans le poumon, principal organe de cette sanguification, et y faire résider tout le mécanisme de la maladie. Dès-lors plus d'affection essentielle dans les vaisseaux exhalans, *plus d'appel des fluides dans* l'atmosphère.......... *capillaire, plus de contraction active de ces vaisseaux* (Examen, p. 245), plus d'influence sur les autres organes, plus de sympathies actives de leur part, plus de métastases; il faut dès-lors rayer ces maladies du nombre des irritations capillaires, et ne plus leur appliquer ce qu'on a dit des phlegmasies auxquelles on les assimile. Ce n'est plus enfin qu'une affection consécutive

de celle des poumons, et une simple *exhalation mé-*
canique qui se fait par un effort qui presse le sang,
et tend à lui faire franchir l'embouchure des exhalans.
(Examen, p. 245, au bas de la page, et 246.)

Cependant la pléthore et la sanguification, loin d'être
toujours primitives dans les hémorrhagies, sont au
contraire souvent secondaires à l'affection des organes
qui sont le siége des hémorrhagies; alors le sang n'aug-
mente de quantité qu'en vertu d'une corrélation vi-
cieuse entre l'organe malade et celui de la sanguification, quand l'hémorrhagie n'a pas lieu, ou pour rem-
placer celui que les exhalans font perdre à l'économie,
lorsqu'il se fait une hémorrhagie. On sait en effet que
les saignées fréquentes augmentent cette sanguification et la pléthore; autant en font les hémorrhagies.
Un flux sanguin qui a duré huit jours, a quelquefois
enlevé deux ou trois fois plus de sang au corps qu'il
n'en contenait au commencement de la maladie. En
détruisant localement l'hémorrhagie, vous enlevez souvent en même temps la disposition à l'hématose désor-
donnée, et la pléthore se dissipe dans l'emploi du
fluide pour l'usage des diverses fonctions. Cette sanguification et la pléthore qui la suit, sont donc l'effet,
et non la cause, des hémorrhagies, et leur existence est
fondée sur le besoin réel ou maladif qu'exercent réci-
proquement les organes entr'eux.

D'une autre part, si le sang, comme le dit M. Broussais (Examen, p. 235), une fois admis dans les capillaires rouges, n'est plus sous la dépendance des gros
vaisseaux, et circule par les seules forces de ces capillaires, comment penser, à plus forte raison, que les
poumons puissent y exercer quelque influence? D'après
cela, l'hémorrhagie pourrait donc y avoir son siége.

Pour conforter cette idée, M. Broussais dit positi-
vement encore, que l'hémorrhagie réside immédiate-
ment dans les capillaires sanguins : que ce sont eux qui
appellent et repoussent le sang ; que c'est l'état des
forces vitales d'un faisceau capillaire plus ou moins
étendu, qui exprime le sang. (Examen, p. 235.) Tout
cela est bien opposé à la précédente théorie qui en ferait remonter la source dans le poumon.

Tous ces raisonnemens opposés et contradictoires,
ne sont pas bien capables d'éclairer la doctrine des
fièvres. C'est comme si l'on disait : voilà une maladie
essentielle qui cependant n'est pas essentielle, ainsi
qu'on nous le disait au sujet des fièvres hectiques. Oui,
M. Broussais, c'est vous qui avez découvert que les
fièvres n'étaient pas essentielles ; vous le prouvez, et
vos raisonnemens sur ce point éclaireront tellement
l'histoire de ces maladies, que vous pouvez prédire
que l'époque de leur réunion aux autres maladies, n'est
pas désormais fort éloignée. (Examen, p. 454.)

Quand les hydropisies, ou tout autre flux de bile,
d'urine, par exemple, ont lieu, s'est-on jamais avisé
d'en accuser une pléthore séreuse, bilieuse, urineuse,
ainsi qu'une sérification, une bilification, ou une uri-
nification étrangère à l'organe par lequel se fait le flux ?
A-t-on dit aussi, dans le cas d'inflammation cellu-
leuse, qu'il y avait une pléthore de pus ? Pourquoi
l'hémorrhagie différerait-elle donc en cela de toutes les
autres maladies ?

Attribuer l'hémorrhagie à l'élimination par des
exhalans béans, de fluides superflus, n'est-ce pas enlever gratuitement à l'affection locale tous ses caractères vitaux, pour transformer la maladie, d'une part,
en une véritable réplétion mécanique de vaisseaux, en

une ingurgitation ; et, d'une autre part, en une dila-
tation passive des exhalans , nécessairement obligés de
s'ouvrir par l'effet d'une impulsion mécanique et intérieure d'un corps qui fait effort contre leurs parois ? Je
ne discuterai pas cette opinion, qu'auraient à peine
émise des mécaniciens outrés dans un cas , et des ani-
mistes aveugles dans un autre.

Mais est-il bien vrai que l'hémorrhagie , considérée
dans son véritable siége, c'est-à-dire , dans les vaisseaux
capillaires des organes, soit dénuée des caractères
qu'on veut lui enlever , sans des raisons bien fondées ?
Si telle est l'opinion de M. Broussais, ce n'est pas la
mienne, et j'aime à croire que beaucoup de praticiens
sont de mon avis.

Que signifient ces mots : *fluides superflus* , *hématose considérable* ; il faut avoir un œil bien pénétrant
pour juger ainsi les conditions de l'économie. N'an-
noncent-ils pas un humorisme peu en rapport avec l'i-
dée d'un principe conservateur qui élimine , de son
propre gré , des fluides superflus. Si ce principe a pu
mériter ce nom en évacuant ces humeurs, il l'a été
bien peu en les formant. Et cet *hyatus* mécanique des
exhalans , qu'en dirons-nous ? C'est réunir en peu de
mots bien des systêmes et bien des contradictions. Que
serait-ce encore si nous venions ajouter à tout cela ,
des vaisseaux *centripètes* ; des nerfs qui *vibrent* tumul-
tuairement vers le centre ; des vibrations qui en arri-
vant au point du rendez-vous, peuvent produire des
convulsions; des hémorrhagies qui *exaltent* la puis-
sance vitale et *multiplient* ses efforts (Examen , p. 65) ?
et enfin, si brochant sur le tout, nous osions pronon-
cer le reproche d'entités, d'abstractions, d'êtres imaginaires , de sylphes, de génies, si évidens ici , pla-

cés à dessein derrière les organes , et tenus en réserve pour servir à l'occasion. Mais je me perds au milieu de toutes ces choses , et m'empresse de passer à l'examen d'un autre point de théorie.

M. Broussais est un grand physiologiste, au moins , s'il faut l'en croire , car il parle toujours de physiologie. Si l'on en doute , il va nous en donner la preuve dans le trait suivant :

« Peut-être , dit-il page 445 de l'Examen , nous » demandera-t-on comment il peut se faire (il est » question ici des cas où l'irritation est fixée sur les » vaisseaux blancs) , que les vaisseaux blancs ont » plus d'activité que les rouges. » Il répond : « c'est » parce que ces derniers n'en ont pas assez. » —Néanmoins il trouve que « la réponse est un peu *niaise*, et » que pourtant elle rend fort bien raison du phéno-» mène. » Il le prouve. — « Les exhalations cutanée et » pulmonaire, qui sont les principales voies de dépu-» ration pour l'économie, sont d'autant plus actives » que le *systéme sanguin l'est davantage*, d'autant » plus faibles qu'il a moins d'énergie. Soit donc donnée » une cause d'excitation qui derange les fonctions de » la peau et celle des bronches, l'action supplémen-» taire se fera *par erreur de lieu*, dans les tissus lym-» phatique , séreux et cellulaire. »

A quoi je réponds que voilà une hydropisie séreuse ou cellulaire , et que si la transpiration cutanée ou pulmonaire est arrêtée quelques instans (tout le monde sait combien elle est abondante, et à quelle quantité elle est évaluée dans les vingt-quatre heures) , l'hydropisie deviendra en peu de temps si considérable , qu'elle finira par tuer sur-le-champ le malade, si elle est dans la tête ou la poitrine : ce qui formerait alors une hydropisie qu'à l'instar de quelques apoplexies on peut appeler foudroyante ; ou si elle siége dans des endroits plus extensibles, tels que l'abdomen ou le tissu cellulaire sous-cutané, alors elle en élèvera tellement les parois, qu'elle les forcera de se crever. Quelle ne sera donc point la promptitude de ces effets, si, comme on sait que cela arrive habituellement, la diminution des urines et de toutes les excrétions se joint à celle de la transpiration ?

Je passerai, sans y faire d'attention, sur ces expressions, *par erreur de lieu*, qui annonceraient le boërhaavien, me mettraient en peine sur la manière dont s'exécuterait cette erreur de lieu, ainsi que sur le transport du fluide d'un organe dans les vaisseaux d'un autre, sans éprouver aucune altération (car c'est ce qu'indique, d'une manière précise, ces mots *erreur de lieu*), et présenteraient aussitôt à mon imagination épouvantée tous les fluides de l'économie sortant de leurs couloirs propres pour entrer avec la même facilité dans les autres couloirs ; la bile voyageant avec le sang et se sécrétant, *par erreur de lieu*, dans les vaisseaux de la peau, des séreuses, de la glande lacrymale ou testiculaire ; l'urine, à son tour, rentrant dans le cours de la circulation, et venant se rendre, par la glande mammaire, dans la bouche de l'enfant à la mamelle, ou si l'on veut, constituant à l'instar du sang, comme nous l'avons vu dans la discussion des hémorrhagies, une pléthore urineuse, et allant ensuite former des hydropisies d'urine et non de sérosité ; enfin, toutes les humeurs rétropulsées de leurs canaux habituels ou résorbées comme dans les hectiques par résorption, débordées enfin de tous côtés, et inondant par l'effet d'une perturbation générale, toutes les par-

ties du corps. Mais loin de nous le spectacle d'un semblable désordre ; fermons les yeux à son aspect , et re-
prenons notre sujet.

M. Broussais continue par ces mots : « Veut-on je-
» ter quelque doute sur ce fait , je le démontre ainsi.
» Notre corps doit évacuer autant qu'il reçoit dans un
» temps donné...... Il y a donc une dépense d'action
» indispensable et proportionnée à la quantité des
» fluides à évacuer ; dépense qui ne peut jamais cesser
» d'avoir lieu. Or , si elle ne se fait pas dans un tissu ,
» il est indispensable qu'elle ait lieu par un autre. »
J'engage fort à lire dans l'ouvrage le reste du para-
graphe ; il est instructif et aidera bien mieux à éclair-
cir la matière. M. Broussais finit par énoncer que les
reins et les follicules muqueux d'abord, les tissus cellulaire , séreux et lymphatique ensuite, sont , *par
erreur de lieu* , supplémentaires de l'action cutanée, ce
qui confirme pleinement la conséquence que nous
avons tirée ci-dessus. Chacun en tirera une ici selon la
couleur de son esprit, mais je défie à de plus savans
que moi d'en former une autre.

D'où il résulte clairement que les hydropisies ne
consistent point, comme les autres maladies, dans une
irritation essentielle ; qu'on ne doit y voir qu'une simple action supplémentaire de l'une des exhalations muqueuse ou cutanée, laquelle doit être en rapport avec
le défaut d'une de ces sécrétions ; que la sécheresse
de la peau ou des muqueuses est primitive ; que le
fluide des hydropisies , accumulé par erreur de lieu
dans une cavité quelconque, n'est pas de la sérosité
propre aux membranes séreuse ou cellulaire , mais un
fluide cutané ou muqueux, transporté dans la cavité de
ces membranes par l'effet de cette erreur de lieu ;

» qu'elles ont lieu par la loi des sympathies, ou dé-
» pendent des obstacles offerts à la circulation du
» sang, à la spoliation de ce fluide par les hémorrha-
» gies trop abondantes, à son altération particulière
» ou à l'épuisement général des forces; qu'il règne
» au reste beaucoup de confusion dans les idées des
» classifications à ce sujet. » Que n'a-t-il lu M. Itard?

On voit qu'il y aurait beaucoup de choses à discuter
ici, mais j'en laisse à d'autres l'ennui et la peine, et
je vais tout simplement poser le cas suivant à M. Broussais. Si l'affection de la peau qui accompagne la pré-
tendue répercussion de son fluide, au lieu de se porter sur une membrane dont les fonctions sont d'exha-
ler, se jetait, comme vous avez dit que cela arrivait
dans certains refoulemens, sur un organe qui n'a aucune secrétion à exercer, tel que les muscles ou un
parenchyme, par exemple, que deviendra l'action
supplémentaire? Si elle donne lieu à une pleurésie
aiguë, à une péripneumonie, à un catarrhe ou à la
congestion d'une fièvre intermittente, l'excrétion sera-
t-elle en rapport avec le défaut d'exhalation de la
peau, et cette excrétion sera-t-elle de la sueur, ou
bien de la sérosité, ou du mucus, ou enfin un fluide
que je ne connais pas, et dont j'ignore même jusqu'à
l'existence dans la congestion des fièvres intermit-
tentes?

Revenons à l'explication qui a fait le sujet de cet
article, et dont nous ont éloignés des questions incidentes. « On conçoit maintenant, dit M. Broussais,
» pourquoi l'action vitale devient si facilement pré-
» dominante dans les vaisseaux blancs, lorsque les
» vaisseaux rouges sont doués de peu d'énergie. » Oh
oui! cela est on ne peut plus évident, et parfaitement

évident. Notez que dans toutes ces explications ou dé-
monstrations que j'ai rapportées littéralement, et dont
je n'ai rien omis, auxquelles je n'ai fait qu'ajouter quelques réflexions incidentes sur les hydropisies; notez,
dis-je, qu'il n'a pas été un instant question des vaisseaux rouges. Aussi, comment voulez-vous que leur
action soit augmentée, puisqu'on n'en parle pas? Voilà
justement ce qui fait que votre fille est muette, disait
le médecin de Molière.

Concluons donc, malgré la physiologie de M. Broussais, que les hydropisies sont des irritations, puisqu'il veut absolument qu'on se serve de ce mot, que
ces irritations sont souvent essentielles, même dans le
cas où il les croit dépendantes d'un obstacle à la circulation; que cet obstacle est un sylphe, un génie ou un
être abstrait placé là tout exprès derrière les organes,
et qui ne s'y accommode pas davantage avec les lois
vitales et nullement mécaniques de l'économie; qu'aussitôt que des parties du corps sont isolées des autres
et privées de toute communication, elles tombent bien
vite dans la gangrène et la décomposition; que lorsque
les hydropisies coïncident avec des lésions organiques,
elles participent à l'affection commune qui attaque à-
la-fois les deux genres d'organes, comme l'a si bien dé-
montré M. Itard, dans ses différens articles d'*Hydropisies*, insérés dans le Dictionnaire des Sciences Médicales; et je réclame, en conséquence, que la théorie
qui existait sur ces maladies, antécédemment à
M. Broussais, continue à subsister comme par le
passé; ce que je dirai également des fièvres et de tous
les autres flux.

Je pourrais ici faire voir tous les paradoxes singuliers et toutes les erreurs extraordinaires dans les-

quelles M. Broussais est tombé à leur égard; démontrer que la fièvre bilieuse est essentiellement dans le
foie, et que le groupe des phénomènes qui la caracté-
risent au-dehors n'appartient pas plus aux membranes
muqueuses de l'estomac qu'à celles de l'œil ou du nez;
faire remarquer que par une de ces contradictions si
communes dans le livre de l'Examen, l'auteur, après
avoir refusé d'admettre ce siége, le reconnaît et même
le démontre lui-même. Je pourrais encore rechercher
pourquoi il combat si fortement MM. Pinel et Hernandez, à ce sujet; et faire voir que, desirant s'attribuer
l'idée qui plaçait les fièvres bilieuse, muqueuse et
ataxique, avant lui, dans une irritation de l'estomac,
il avait besoin de persuader que la théorie de ces deux
personnes était différente de la sienne. Je pourrais encore faire apercevoir comment il mutile les opinions
des auteurs, et abuse des mots pour les combattre;
discuter sa très-mauvaise définition de l'irritation; indiquer ses erreurs et ses contradictions sur chacune des
fièvres; sur le cours, les états et le traitement des
maladies en général; faire voir comment en confondant
l'affection du tissu des nerfs avec l'altération de leurs
fonctions, il réunit ensemble, *in globo*, des maladies
aussi diverses que les maladies nerveuses et les névral-
gies, la mélancolie et la céphalite; et conclure que
l'ouvrage de M. Louyer-Villermay, sur ces maladies,
est capable de soutenir sans crainte l'analyse dont il le
menace. Qu'aurait-il à me reprocher? il attaque tous
ceux qui ne sont pas de son avis; il m'attaque moi-
même, me fait adresser des choses fausses et désa-
gréables. Je saisis ses propres armes pour me défen-
dre. S'il fût resté tranquille, je l'eus bien certainement
laissé jouir de ses succès, mais il m'a enfin tiré de

mon indolence, et je lui en sais gré. Je vais mettre fin
à tous ces débats, par un examen très-court de son
opinion sur la fièvre pernicieuse, et sur la fièvre inflammatoire.

Il dit, page 210 : « C'est à cette espèce d'irritation
» (la congestion), qu'il faut rapporter les fièvres per-
» nicieuses, car la congestion reçoit ce nom quand
» elle a lieu avec beaucoup de rapidité sur un viscère
» important. Dans ces cas, il y a combinaison de la
» congestion *générale*, qui porte le nom de fièvre
» intermittente simple, avec une congestion *particu-*
» *lière* plus marquée sur un viscère important: ou bien
» en d'autres termes, la congestion *générale*, qui
» consiste dans le refoulement des forces et du sang
» repoussés des parties extérieures, est plus remar-
» quable sur *un point* très-sensible et très-influent de
» notre économie que sur tout le reste. » Voilà qui est
bien expliqué ! la congestion générale constitue l'affection essentielle. Mais si la fièvre pernicieuse consiste
dans une congestion générale, elle est donc une maladie générale, qui néanmoins n'est pas générale,
puisque l'on veut que les fièvres soient locales. On dit
ensuite que la congestion générale est combinée avec
une congestion particulière : la première, quoi qu'on en
dise, n'est donc pas universelle; l'idée d'une telle congestion, et qui embrasse tout, ôte toute possibilité à
une congestion particulière. On ajoute encore que la
congestion générale consiste dans le refoulement des
forces et du sang repoussés des parties extérieures :
alors la congestion est donc seulement intérieure et non
générale, puisqu'elle n'attaque point les parties extérieures. Lorsqu'ensuite on définit la congestion, une
augmentation *locale* d'action organique de nature *in-*

flammatoire, p. 212; comment veut-on que j'accommode
celte nouvelle idée avec celle d'une congestion *générale* ? Alors, voilà tout-à-la-fois et dans la même maladie, une congestion générale, mais qui n'est cependant pas générale, parce que la congestion est une
augmentation locale d'action. Poursuivons : la congestion est de nature inflammatoire, on vient de le dire.
Dans une congestion générale, l'inflammation est répandue par-tout : la fièvre pernicieuse qui consiste dans
une congestion générale, est donc une inflammation
générale, qui malgré cela, comme toutes les fièvres,
n'est qu'une inflammation locale. J'avoue que je suis
trop matériel pour pouvoir comprendre tout cela, et je
crois que ce n'est bon que pour des Sylphes et des
Génies.

Ajoutez à cette belle définition et explication, celle
de même nature, donnée pour la fièvre inflammatoire,
p. 198 : « Son caractère, est-il dit, est une irritation
» *générale* des viscères, siégeant *particulièrement* dans
» les membranes muqueuses, etc.

» Ah ! j'oubliais que c'est la fièvre, enfant mira-
» leux de l'imagination des médecins, qu'ils sont par-
» venus à concevoir comme essentiel sans pouvoir le
» représenter autrement que comme l'effet d'irritations
» locales qui cependant peuvent le produire sans qu'il
» soit essentiel (p. 24). » Comme M. Broussais sait
bien exprimer ses propres sentimens sur les fièvres !

Autre conséquence ou inconséquence. La congestion
est selon M. Broussais, de nature inflammatoire,
p. 212. Elle constitue même les inflammations péric-
diques. La congestion fait le caractère de l'apoplexie
ou coup de sang : donc l'apoplexie est une inflammation. Mais comme l'inflammation a pour siége un fais-

ceau de capillaires sanguins, et que l'apoplexie a le
même siége, donc l'apoplexie et l'inflammation sont
tout un ; donc l'apoplexie cérébrale et l'arachnoïdite,
ou même l'encéphalite sont encore une seule et même
maladie ; donc, etc., etc., etc., etc.

Voilà les beaux raisonnemens que font Messieurs de
Paris, et qu'on nous envoie à nous autres pauvres pro-
vinciaux, gens simples et bornés, comme des vérités
incontestables, et auxquelles il faut nous soumettre
sans réflexion. Qu'ils sont heureux, ceux qui habitent
cette ville, puisqu'ils ont le droit d'avoir toujours raison
et qu'on a bien grand tort de ne pas y aller aussi de-
meurer, puisque son séjour suffit pour donner de l'esprit et sur-tout un raisonne ment fin et subtil.

C'est sans doute ce que pensait M. Mont-Falcon,
quand après avoir rendu compte de la doctrine ou
système de l'irritation, dans le Dictionnaire des sciences
médicales, article *irritation*, il s'écrie, rempli d'un saint
enthousiasme : « quoique cette idée mère sur la nature
» des fièvres, ne semble pas appartenir à M. Broussais,
» rien n'est plus injuste ou plutôt *ridicule* que de
» placer dans des livres *ignorés*, la nouvelle doctrine
» médicale. » (Ainsi une vérité n'est pas telle, parce
qu'elle est dans un livre ignoré auquel cependant on
a emprunté tout ce qu'on possède de bon. Voilà un rai-
sonnement fort.) « Quelques opinions écrites avant
» les siennes et entièrement oubliées, ne sauraient
» être comparées à la Théorie si bien liée dans toutes
» ses parties, qu'a donnée l'auteur des phlegmasies
» chroniques. » (Oui, cela est certain, nous l'avons
vu)..... « Caffin et les autres auteurs cités, n'ont pas
« appuyé leurs idées sur les ouvertures de cadavres. »
(Ici, l'apôtre fait voir une sainte ivresse, qui l'égare

3

et lui fait oublier ce qui appartient à chacun.) « Ces » ouvertures sont précisément les bases sur lesquelles » repose la nouvelle doctrine médicale. » Notez que dans l'examen de la doctrine, tout y est si bien alembiqué, qu'il ne consiste qu'en raisonnemens déliés et subtils, et que nulle part il n'y est question d'une seule ouverture de cadavre. En vérité, en vérité, je vous le dis, M. Mont-Falcon, vous avez besoin d'appuyer ce que vous avancez sur l'autopsie ; mais on ne raisonne plus quand on est saisi de l'esprit prophétique. Tout ce que l'on émet, s'échappe de notre sein, sans s'en apercevoir, comme autrefois cela avait lieu chez les Sibylles ; *ite et prædicate*, vous êtes un digne apôtre, et la lumière s'est répandue sur vous. Ne restez plus dans la capitale ; la voix du maître s'y est assez fait entendre : elle a pénétré dans le sein de l'école, par la bouche de nombreux élèves instruits dans sa doctrine ; allez maintenant prêcher aux Nations : pour moi, ébloui de la lumière qui apparaît dans le monde, je me tairai dorénavant, et j'irai me tapir au milieu des roseaux.

F I N.

Imprimerie de MIGNERET, rue du Dragon, F. S. G., N.º 20.

www.ingramcontent.com/pod-product-compliance
Lightning Source LLC
Chambersburg PA
CBHW071432200326
41520CB00014B/3669